ÍNDICE DE LAS FICHAS

Características de la metodología

Periné, Integración y Movimiento® (PIyM)

0A

Periné, Integración y Movimiento® es un método de trabajo corporal que propone un enfoque basado en la prevención, la salud y el bienestar. Utiliza una metodología y un lenguaje con características específicas, nacidas de una observación sin juicio y de la escucha de los grupos de mujeres que participan en los encuentros. El objetivo es facilitar la percepción, el movimiento y la integración del periné en la globalidad del cuerpo y en la vida cotidiana.

El lenguaje que caracteriza las sesiones PIyM® y que se encuentra en este cuaderno utiliza preguntas para activar la percepción; por ejemplo: ¿Cómo está la respiración en este momento? Las respuestas ofrecen un abanico de posibilidades abiertas y no recetas preestablecidas. Por ejemplo: ¿Es posible despertar, activar, acercar, arrugar, contraer el periné superficial? ¿Aunque sólo sea una intención? Invita a la escucha corporal, al movimiento placentero, a la confianza en las propias percepciones: es acogedor, estimulante, facilitante, sin juicio y sugerente.

La escucha del cuerpo. Acoger y reconocer las sensaciones del momento, sin expectativas y sin juicio. La atención como instrumento para despertar la sensorialidad de la zona. El respeto del ritmo propio.

Llevar la atención a la respiración y observar dónde se manifiesta espontánea- mente sin limitarla con reglas técnicas. ¡La espiración y la inspiración como aliadas del periné! ¡LOS SUSPIROS pueden facilitar!

El tiempo de la relajación para preparar el periné antes y después de activarlo - tonificarlo. Relajar - flexibilizar - tonificar - relajar a partir de la curiosidad placentera.

La disociación (percibir las diferencias) y la coordinación (percibir las colaboraciones) del periné con los músculos vecinos (abdominales, glúteos, aductores) en diferentes posiciones y movimientos. La combinación continua de ritmos lentos y rápidos para activar todas las fibras musculares del periné. Los cambios de posiciones que comportan la participación del cuerpo en su globalidad.

La integración de la pelvis y el periné en el movimiento y en la vida diaria.

La relajación del periné en situaciones habituales; ejemplo: miccionar. La activación del periné en situaciones habituales; ejemplo: levantarse de la silla o alzar la bolsa de la compra.

La descompresión abdomen-periné para disminuir las presiones en la vida cotidiana.

La anatomía precisa y simplificada como base y soporte (apoyo) que ayuda a representar-reconocer aquello que se siente. Partir de **la experiencia práctica** y de **la sensorialidad** para comprender cómo funcionan el periné y el cuerpo. La música como aliada del movimiento.

Hemos elegido algunas palabras como una forma de respeto por el cuerpo femenino.

El término **matriz** en lugar de útero, porque es el órgano femenino por excelencia, es género femenino y significa origen de las cosas.

El uso del género femenino para **la clítoris**, en lugar del género masculino, para nombrar a la principal fuente de placer femenino. (El libro fue publicado originariamente en italiano, lengua que aprueba y aconseja utilizar el femenino. Ahora, al publicarlo en lengua española, este uso se considera incorrecto. No obstante, las autoras consideran interesante transgredir esta norma, aún sabiendo su incorrección).

El uso de los términos **labios externos y labios internos**, en lugar de *labios mayores y labios menores*, para permitir que todas las mujeres se sientan representadas independientemente del tamaño de los labios de sus genitales externos.

FICHAS PIyM®

Instrucciones de uso

Este cuaderno nace de las demandas de las mujeres que participaron en los ciclos de encuentros, propuestos por las profesoras acreditadas del método (www.perineintegracionymovimiento.com), con el objetivo de consolidar una memoria corporal que confirme que el cuerpo y el periné pueden trabajar juntos durante todas las etapas de la vida.

Estas fichas son un recordatorio de una parte de las propuestas que se experimentan en las sesiones.

Estas fichas presentan dos caras: una cara indica de forma sintética la intención, la atención, la explicación del movimiento y algunas propuestas concretas para ser experimentadas en la vida diaria. La otra cara muestra un dibujo que resume la propuesta, añadiendo algunas sugerencias.

Las fichas están diseñadas para utilizarlas libremente, con independencia de su numeración. Elegir una ficha al día o una a la semana para experimentar la propuesta indicada.

EL PERINÉ... 1A
ese desconocido

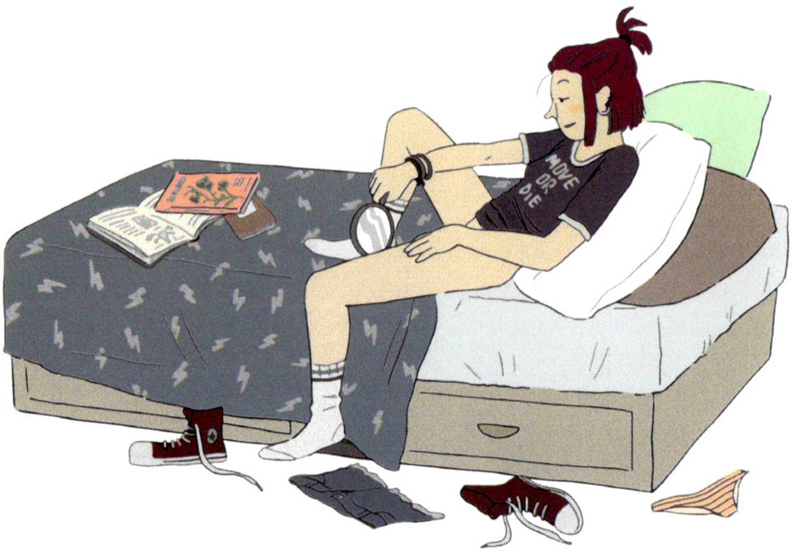

¿Tengo curiosidad por entender qué es, dónde está y para qué sirve mi periné?

¡Imagino a mi periné como una parte preciosa de mi cuerpo, aún por descubrir!

Me permito tomarme todo el tiempo que necesito para conocerlo e integrarlo en mi vida diaria.

EL PERINÉ...
ese desconocido

1B

¿Qué es?

¿Qué se dice?

¿Para qué sirve?

«Un punto entre el ano y la vagina».

«La parte que descansa sobre el sillín de la bicicleta».

«La parte inferior del vientre».

«Donde te cortan».

«Esa cosa que tienes que apretar muchas veces al día si no quieres que se te escape el pipí».

«¡No lo sé! ¡No sé si lo que aprieto es el periné!».

«No siento nada».

«Es imposible sentir todas esas cosas que te dicen que puedes hacer con el periné».

«Allá abajo, entre las piernas».

«Después de un parto y a una cierta edad ya no se sostiene, es normal, hay que superarlo».

«Se utiliza para dar a luz a un bebé».

«Una cosa que se necesita reforzar, apretar siempre, entrenar».

Se habla muy poco sobre el periné, incluso entre las mujeres. Casi siempre se menciona en referencia a algunos problemas o en relación con la sexualidad o el parto. Y cuando hablamos de ello, la información a menudo es distorsionada, imprecisa o vaga. En consecuencia, el mensaje social, cultural, religioso, educativo y científico que llega a las mujeres es: «mejor no hablar de eso, no saber, no tocar y resignarse». En resumen: el periné sigue siendo un tema y una parte tabú del cuerpo.

Es importante:

¡Superar el tabú! Hablar de ello, localizarlo, sentirlo, conocerlo, verlo, tocarlo, cuidarlo para nuestra salud y bienestar.

Hablarlo desde una edad temprana, tanto en la familia como en la escuela, entre amigos y parejas, en el trabajo y en el gimnasio, con términos apropiados, con ternura y respeto, y dar espacio a las sensaciones, reconociéndolas y acogiéndolas.

Ofrecer y recibir informaciones precisas y comprensibles sobre su anatomía, ubicación y sus múltiples funciones.

Experimentar con las dos cualidades de relajación y activación. De hecho, a menudo se piensa sólo en reforzar el periné entrenándolo mediante contracciones repetidas, descuidando cualidades igual de importantes como la relajación y la flexibilización.

LA PELVIS

El «hogar» del periné

El espacio óseo que sostiene, contiene y protege al periné y a las vísceras.

El espacio I-I-P (Isquion-Isquion-Pubis) delimita el triángulo anterior del periné.

El espacio I-I-C (Isquion-Isquion-Coxis) delimita el triángulo posterior del periné.

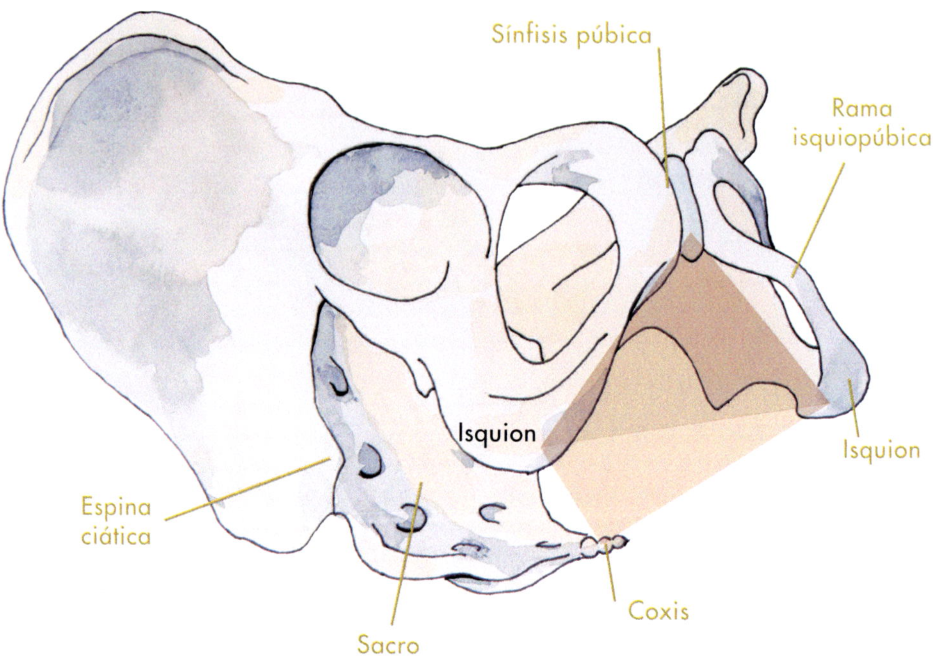

Reconozco mi pelvis de mujer: grande, generosa, acogedora. Arriba la pelvis del abdomen. Abajo la pelvis del periné, donde se encuentra la vejiga, matriz-útero y recto con sus propios canales y orificios: uretra, vagina-vulva y ano.

¿Puedo reconocer la movilidad de mi pelvis?

LA PELVIS
El «hogar» del periné

2B

Esta propuesta permite explorar desde el exterior los confines óseos de la pelvis gracias al contacto simple de las manos. La pelvis está formada por cuatro huesos: los dos huesos ilíacos (huesos coxales), el hueso sacro y el coxis unidos entre sí por cuatro articulaciones: la sínfisis púbica (en la parte anterior), las dos articulaciones sacroilíacas y la articulación entre el sacro y el coxis (en la parte posterior). Los huesos de la pelvis son el soporte para las inserciones de los músculos del periné.

Sentarse sobre una silla. Los pies bien apoyados sobre el suelo.

A La pelvis del abdomen

Apoyar las manos sobre los lados hasta encontrar una parte dura: los dos grandes HUESOS ILÍACOS, que continúan hacia atrás y se unen a la parte alta del HUESO SACRO gracias a las dos ARTICULACIONES SACROILÍACAS. Entre mis dos manos encuentro la parte alta de la pelvis, donde viven las vísceras del abdomen. ¿Puedo sentir cuánto espacio hay en esta zona?

B La pelvis del periné

1. Buscar con las manos los dos «huesos de sentarse»: LOS ISQUIONES. ¿Cuánto espacio hay entre mis dos isquiones? ¿Puedo dedicar un suspiro al espacio entre un isquion y el otro? ¿Puedo dedicar un suspiro a la parte de mi periné que vive aquí?

2. Los dos isquiones continúan y se encuentran frente a la articulación de la SÍNFISIS PÚBICA (llamada PUBIS). Apoyar una mano sobre el pubis y la otra detrás sobre el SACRO, que en su parte baja está articulado con el COXIS. ¿Cuánto espacio hay ahora entre las dos manos, entre la parte baja del pubis y el coxis? ¿Puedo dedicar un suspiro a este espacio? ¿Puedo dedicar un suspiro a la parte de mi periné que vive aquí?

Con esta experiencia puedo descubrir que el espacio isquion-isquion-pubis-coxis (I-I-P-C) forma parte de la pelvis y es el espacio donde vive mi periné superficial. Un poco más hacia el interior se encuentra la potente musculatura del periné profundo.

¿QUÉ ES EL PERINÉ?

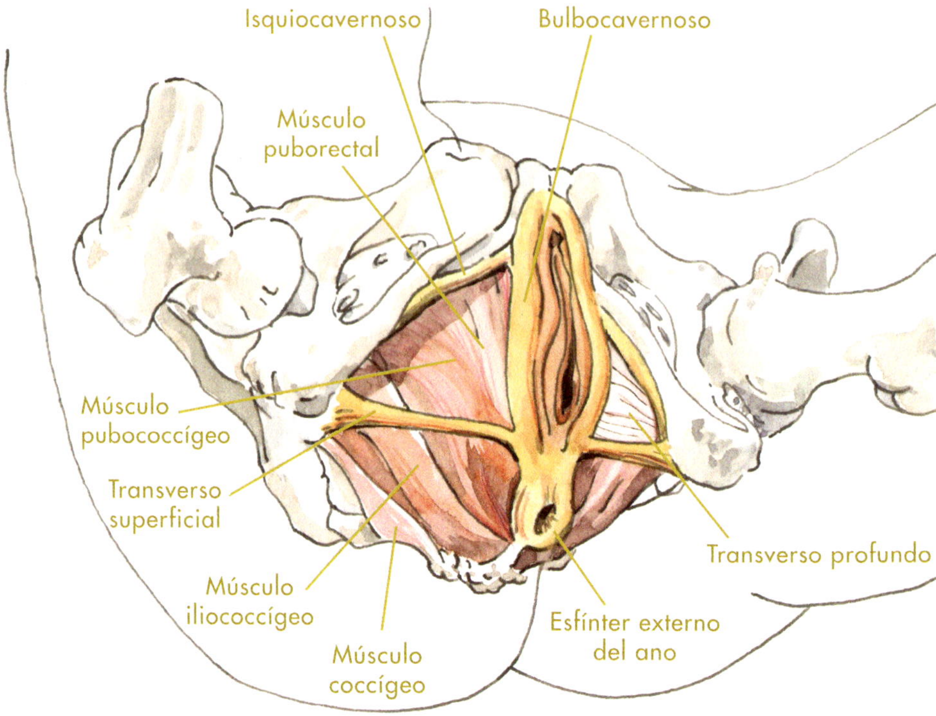

Reconozco la musculatura superficial
y profunda del periné en la parte baja de mi pelvis.

Veo ahora la relación del periné con mis cuerpos eréctiles,
y cómo este conjunto también forma parte de mis genitales externos.
¡Me hago cargo de esta zona de mi cuerpo de mujer!

¿QUÉ ES EL PERINÉ?

Un conjunto de músculos que forman la base de la pelvis. Rodean al clítoris, uretra, vagina y ano. Partiendo de fuera (debajo de la piel) hacia dentro:

1. La capa más superficial, llamada músculos superficiales del Periné, se encuentra debajo de nuestros genitales externos. En su parte anterior protege a los cuerpos eréctiles femeninos (ver ficha A4) y está formada por los músculos: bulbocavernosos, isquiocavernosos, transversos superficiales del periné y esfínter externo del ano.

2. Más al interior de esta primera capa, en la parte anterior, dando soporte a los cuerpos eréctiles femeninos, se encuentra una capa muscular que se inserta a cada lado de las ramas isquiopúbicas. Algunos autores le llaman transverso profundo del periné y otros compresor de la uretra y compresor de la vagina. Porque son un refuerzo para la uretra y la vagina.

3. Finalmente, la capa más profunda, en el interior de la pelvis menor, toma diferentes nombres: periné profundo, diafragma muscular pélvico o elevador del ano. Lo componen diferentes haces musculares que se llaman: puborrectal, pubococcígeo, iliococcígeo y coccígeo. El conjunto forma una especie de hamaca, plataforma o trampolín muscular, elástico y flexible, y es un sostén muscular para las tres pequeñas vísceras, vejiga, matriz, recto y sus esfínteres. Se inserta detrás del pubis, en las espinas ciáticas y en la parte baja del sacro por dentro. Cuando el periné está despierto, responde de forma automática a las presiones que le llegan de arriba y colabora activamente a mantenerlas en su lugar.

¿Puedo llevar la atención a mi periné?

¿Puedo sentirlo? ¿O quizás empezar imaginándolo en mí?

Y muy importante, estos músculos...,

¡¡los podemos sentir!!

¿PARA QUÉ SIRVE EL PERINÉ?

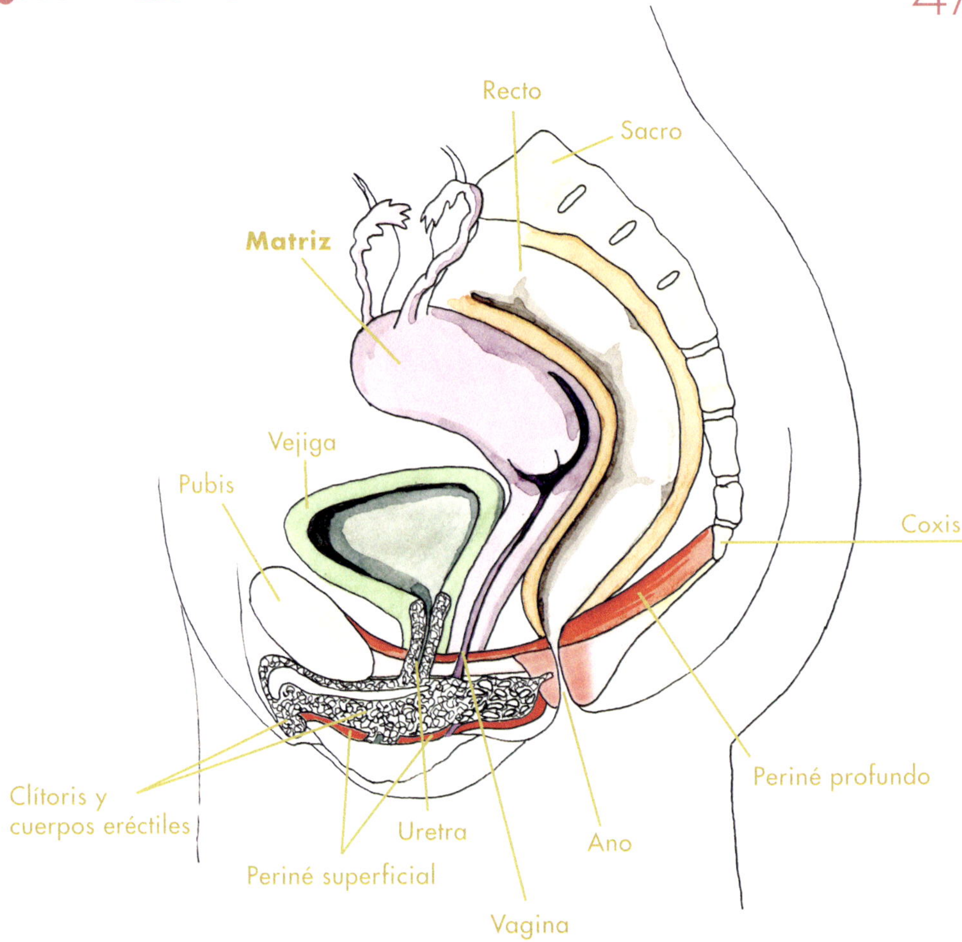

«¡Hola, soy tu periné!

¿Sabes que una de mis funciones es participar en los orgasmos? Cuando me involucras ¡hago que la vida sexual sea más placentera!» ¿Sabes que me ocupo de regular la salida y la continencia del pipí?

»¿Sabes que permito y acompaño la salida del bebé sin que me aprietes? Si en lugar de empujar me dedicas un suspiro y me das un poco de tiempo… ¡Funciono mejor y me siento más feliz!

»¿Sabes que cuando saltas, bailas o haces abdominales, recibo mucha presión? Para protegerme, acuérdate de activarme antes del esfuerzo y relajarme al final».

¿PARA QUÉ SIRVE EL PERINÉ?

¡Un conjunto de músculos multifuncionales y estratégicos! 4B

El periné realiza muchas funciones, todas igual de importantes y conectadas entre sí:

Delimita el espacio inferior de la pelvis y el tronco, como para encerrarlo.

Sostiene y recibe las vísceras de la pelvis menor (vejiga, **matriz** y recto) como si fuera una plataforma elástica, una hamaca o un trampolín flexible.

Colabora y da sostén a los tres esfínteres: uretra, vagina y ano, y mediante su activación permite retener orina y heces (ayuda a la continencia).

Facilita la micción, la defecación y la menstruación gracias a su capacidad de relajación.

Acompaña el nacimiento del bebé por su gran capacidad de estiramiento y relajación.

Participa en las relaciones sexuales, protegiendo y estimulando la clítoris y los cuerpos eréctiles, activándose y relajándose durante el orgasmo.

Estabiliza la pelvis desde el interior y colabora con los grandes grupos musculares del abdomen (músculos abdominales) y la espalda (músculos dorsales), todos externos a la pelvis, para mantener la posición erecta (de hecho tiene una función postural).

Participa y facilita algunas acciones, protege el cuerpo y hace que los movimientos sean más eficaces, como caminar y correr, levantarse y sentarse en una silla, levantar un peso, hablar, cantar, soplar, toser…

Reacciona a las emociones y sensaciones que experimentamos, activándose, contrayéndose o relajándose en ciertas situaciones, por ejemplo, en caso de cansancio, miedo, alarma, relaciones amorosas, confianza…

Podemos imaginar el periné como un «director de orquesta» que se activa antes que los otros músculos y los coordina en el movimiento. A veces puede hacerlo espontáneamente y otras veces de forma intencionada, llevando la atención y la intención a estos músculos para activarlos/contraerlos; como, por ejemplo, activar el periné antes de levantar un peso, antes de levantarse de la silla, antes de activar los abdominales o para relajarlos sin empujar, como cuando haces pipí o cuando sale el bebé. Tiene tantas funciones y está tan involucrado en todas las áreas de la vida diaria (movimientos, acciones, emociones) que cada experiencia vivida nos deja una traza en nuestra memoria corporal y por eso requiere una atención especial.

«Mi periné realiza todas estas funciones porque es capaz de activarse y relajarse de forma automática o voluntaria».

«Mi periné necesita experimentar ambas cualidades: relajación y activación, para mantenerse flexible, elástico, tónico y saludable».

CUIDARSE

5A

El tiempo de la escucha,
de la relajación y de la activación

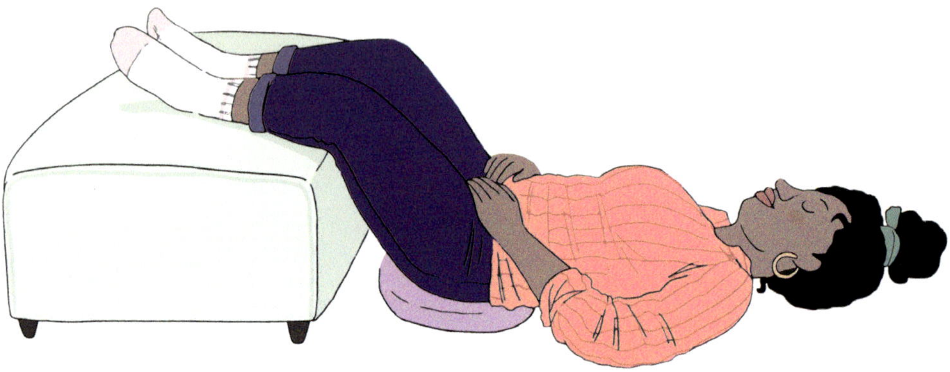

Reconozco la musculatura superficial y profunda de mi periné en la parte baja de mi pelvis. ¡Me hago cargo de esta pequeña e importante zona de mi cuerpo de mujer!

CUIDARSE

5B

El tiempo de la escucha,
de la relajación y de la activación

Como introducción, nos acercamos al periné despacio, con curiosidad y ternura.

A ¿Puedo llevar la atención sobre mi cuerpo y sentir cómo está ahora? ¿Necesito hacer algún cambio en la posición en que me encuentro?

B ¿Puedo percibir, sentir, reconocer, incluso imaginar mi periné? Si lo siento contraído, ¿puedo relajarlo un poquito más sin empujar?

Si está relajado o «de vacaciones», ¿puedo activarlo?, ¿recogerlo (isquion-isquion, pubis-coxis)?, ¿imaginar los movimientos, en el triángulo anterior, como si fueran las alas de una mariposa (periné superficial)?, ¿puedo activarlo desde el interior del canal anal con la intención de llevarlo hacia arriba, hacia delante y hacia el pubis? (periné profundo).

C ¿Puedo activar y relajar el periné con diferentes movimientos del cuerpo? ¿Me concedo suspiros y pausas? ¿Me doy el tiempo para reconocer las sensaciones que van apareciendo? ¿Qué movimiento me sale espontáneamente? ¿Cuál es más fácil y cómodo ahora, relajar o activar?

¿Puedo integrar estas experiencias en la vida de cada día, creando mi propio ritual personal?, *aunque ¡sé que siempre puedo cambiarlo para experimentar nuevas posibilidades!*

¡Re-crear una memoria corporal para confirmar que el cuerpo y el periné saben funcionar solos!

ENTRE TANTOS COMPROMISOS DIARIOS, ¿TENGO TIEMPO PARA MI PERINÉ?

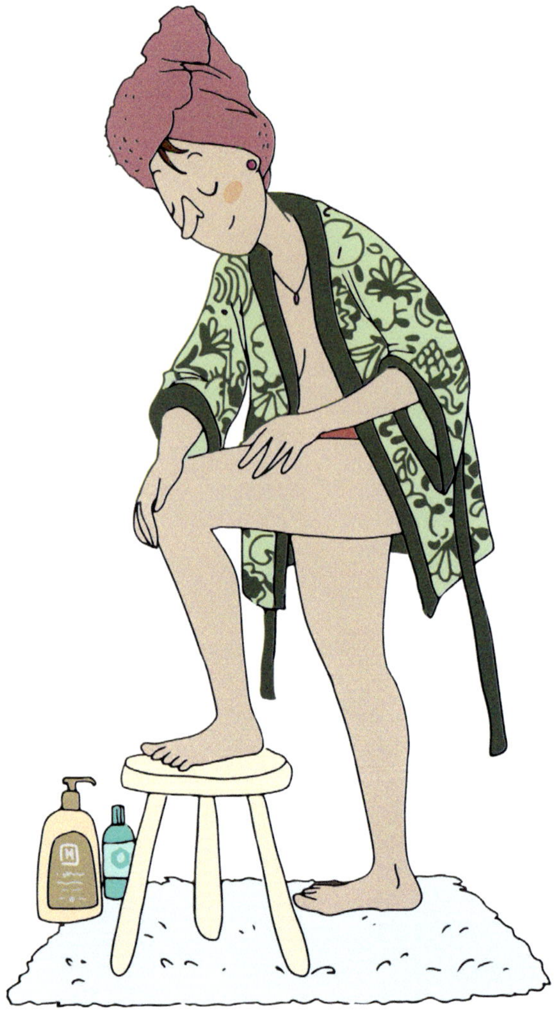

Ponerse crema: aprovecho para palpar, frotar suavemente el cuerpo entero, ¡DESPERTÁNDOLO! ¡CUIDÁNDOLO! ¡RECONOCIÉNDOLO!

He pensado en la cara, en las piernas... ¿Y en el periné?, ¿Y en los genitales?

ENTRE TANTOS COMPROMISOS DIARIOS, ¿TENGO TIEMPO PARA MI PERINÉ?

6B

¿Puedo encontrar un momento durante el día para dedicarle tiempo a mi periné?

¿Le puedo dedicar una sonrisa? ¿Un movimiento juguetón? ¿Un suspiro?

¿Cuándo puedo dedicar tiempo a llevar la atención a mi periné?

PROPUESTAS

- Esperando a que el semáforo se ponga en verde.
- Caminando por la calle.
- Subiendo escaleras.
- Abriendo la puerta de casa con las llaves.
- Lavándome los dientes.
- Aplicándome crema… en la cara, en el cuerpo, en las piernas, en la vulva.

MOVERSE

Sí... y con placer

La Serie PIyM® es el pasaje de la vertical a la horizontal y viceversa, en el que encontramos una extraordinaria riqueza de movimientos y posibilidades para sentir, flexibilizar y tonificar la musculatura del periné. Inspirada y en reconocimiento a la pediatra Dra. Emmi Pikler (1902-1984).

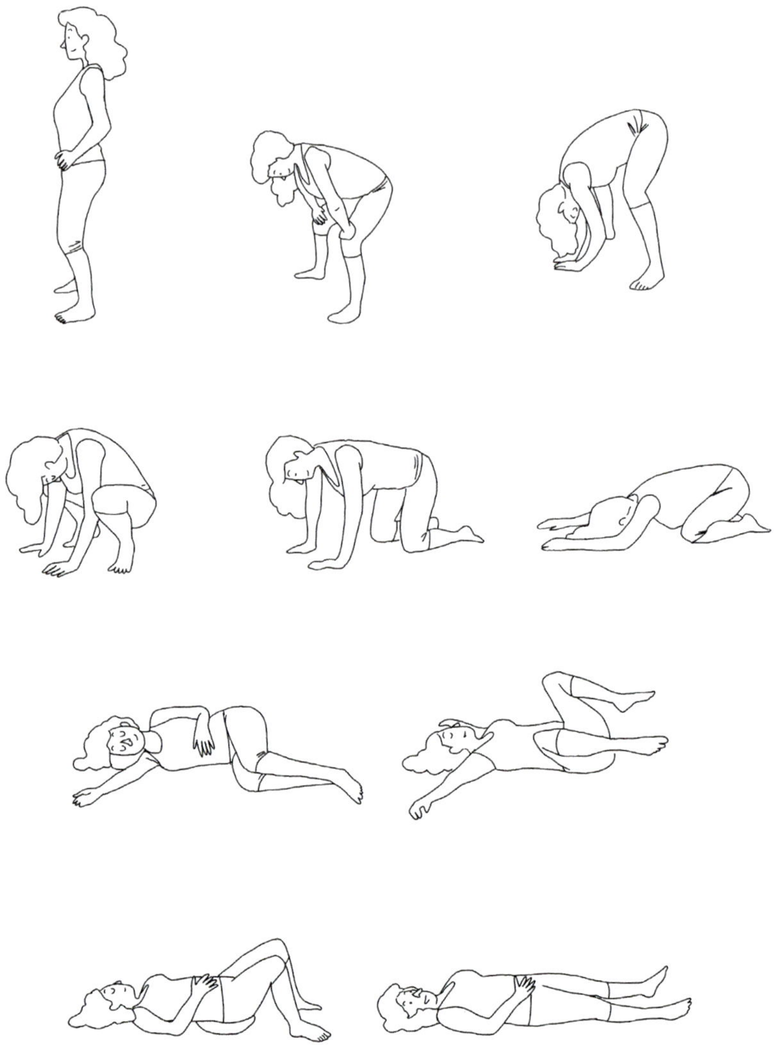

¿PUEDO SENTIR CÓMO AFECTAN LAS DIFERENTES POSICIONES Y MOVIMIENTOS A MI PERINÉ?

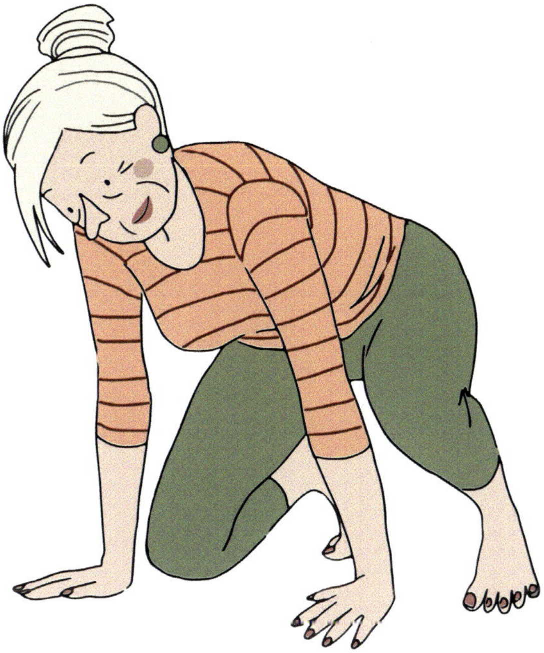

¡JUGAR!

Con la serie (de bajada y de subida), con el cuerpo, con la voz…

¡EXPERIMENTAR!

Nuevas posiciones, nuevos trayectos, nuevas sensaciones…

¡EXPLORAR CON ASIMETRÍAS BAILANDO!

Para cada posición, puedo sentir-relajar-activar-relajar-sentir.

- ¿Puedo jugar con las diferentes coordinaciones de los movimientos de la serie?
- ¿Puedo activar mi periné cuando me paro en cada posición de la serie?
- ¿Puedo activar mi periné en el trayecto entre una posición y la otra?
- ¿Puedo imaginar mi cuerpo irrigado, nutrido de estos movimientos?

¿Y EL PERINÉ…? ¡Quiere unirse a la fiesta!

PAUSA

¡Siempre hay tiempo para un suspiro!

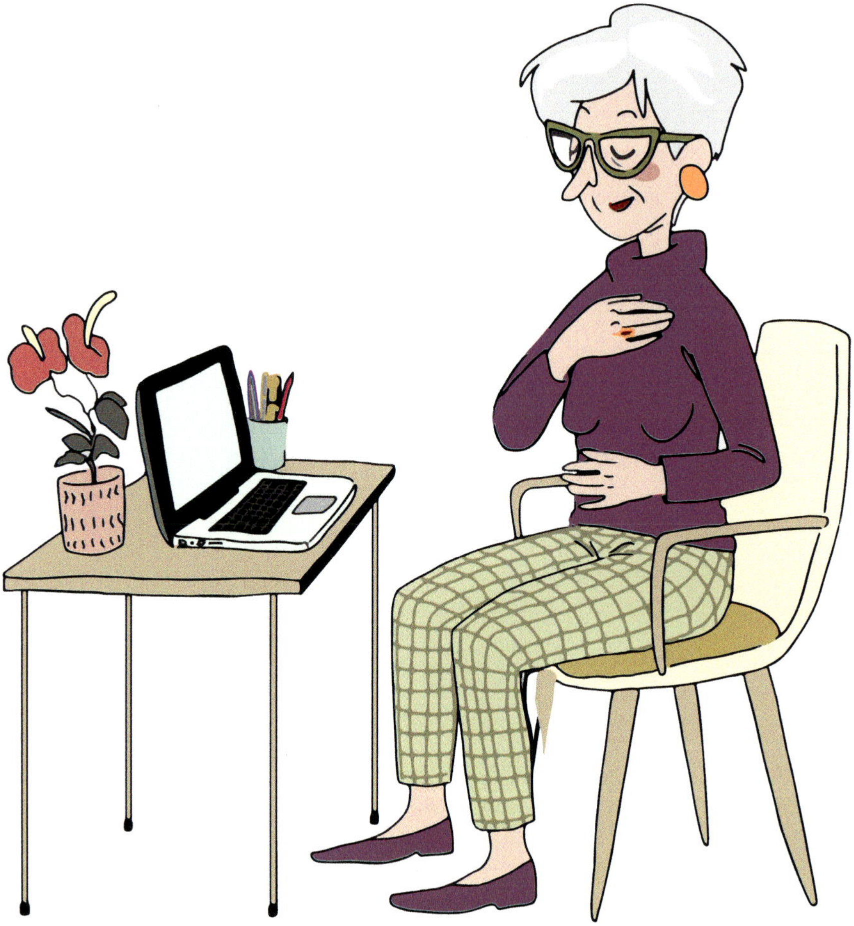

La «familia de los suspiros».

¡Experimentar el valor de la relajación!

¿Estoy respirando o estoy en apnea?

¡Con mucha ternura hacia mí misma!

PAUSA

¡Siempre hay tiempo para un suspiro!

8B

PROPUESTAS

- Me doy tiempo para una pausa.
- ¿Puedo cerrar los ojos y llevar la atención globalmente a mi cuerpo, con suspiros, incluso sonoros? ¿Cómo está la frente? ¿Cómo están la boca y la mandíbula? ¿Y los hombros? ¿Cómo siento las manos? ¿Y los omóplatos? ¿Cómo está mi espalda? ¿Cómo están los glúteos? ¿Siento que estoy haciendo esfuerzos innecesarios? ¿Y el periné?
- ¿Cuántos suspiros necesita hoy mi periné?
- ¿Me permito acoger los bostezos que puedan surgir?

El suspiro es una espiración, una exhalación, sonora o silenciosa, que surge espontáneamente y ayuda a relajar el diafragma, los otros músculos de la respiración y una buena parte de los músculos posturales.

Darse el permiso de suspirar, bostezar, relajar-activar-relajar...
¿Puedo ofrecerle una pausa también a mi periné?

EL ARTE DE LA MICCIÓN

9A

La importancia de no posponer...

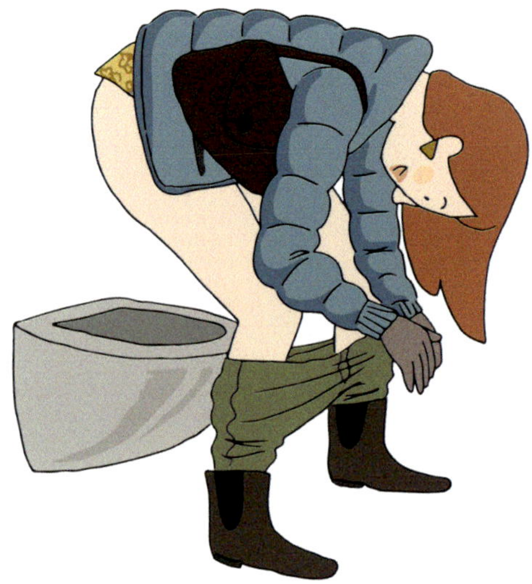

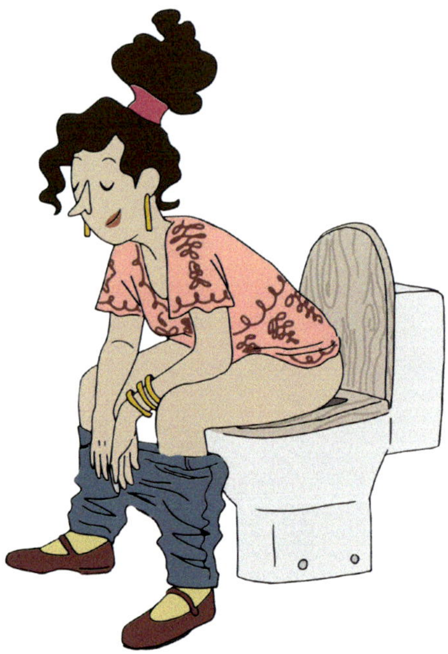

Doy la bienvenida al estímulo. Siempre que sea posible, me doy tiempo para dejar salir espontáneamente la orina hasta la última gota, sin empujar.

Si es posible, me apoyo bien sobre la taza del váter con la boca semiabierta, con suspiros suaves... ¿Activo el periné con paciencia antes de levantarme?

¿Puedo reconocer y honrar la capacidad de la vejiga?

EL ARTE DE LA MICCIÓN

9B

La importancia de no posponer…

1 Reconocer el estímulo de la micción

¿Reconozco la sensación cuando la vejiga me avisa de que quiere vaciarse? Si es así, ¿le hago caso y voy al baño? Si no es así, ¿cuánto tiempo pasa antes de que me dé cuenta?

2 Conocer el mecanismo fisiológico de la micción

- Satisfacer el estímulo, no posponerlo.
- Darse tiempo, ¡sin prisas!
- Relajar en lugar de empujar, incluso la última gota.
- Suspirar, exhalar, incluso con sonidos, espirar, respirar.
- Adoptar una posición facilitadora, buscando apoyos para poder dejar el peso.
- No al «stop del pipí» como ejercicio.

Puedo reconocer y honrar las capacidades de la vejiga

«¡La vejiga sabe vaciarse sola!».

PROPUESTAS

Busco la posición más fisiológica posible para mí en ese momento, adoptando ciertas precauciones.

- Apoyo bien los pies en el suelo o sobre un soporte (taburete…).
- Llevo el tronco hacia delante.
- Apoyo las manos o codos sobre las rodillas y relajo el cuerpo y la boca, (mandíbula y labios).
- Suspiro, incluso emitiendo sonidos.

¿Y si no puedo *o no quiero sentarme en el inodoro? Puedo utilizar otras posiciones: las piernas fuertes y bien enraizadas en el suelo me permiten apoyarme firmemente en las rodillas o ponerme en cuclillas.*

DEFECAR

¡El momento fugaz!

10A

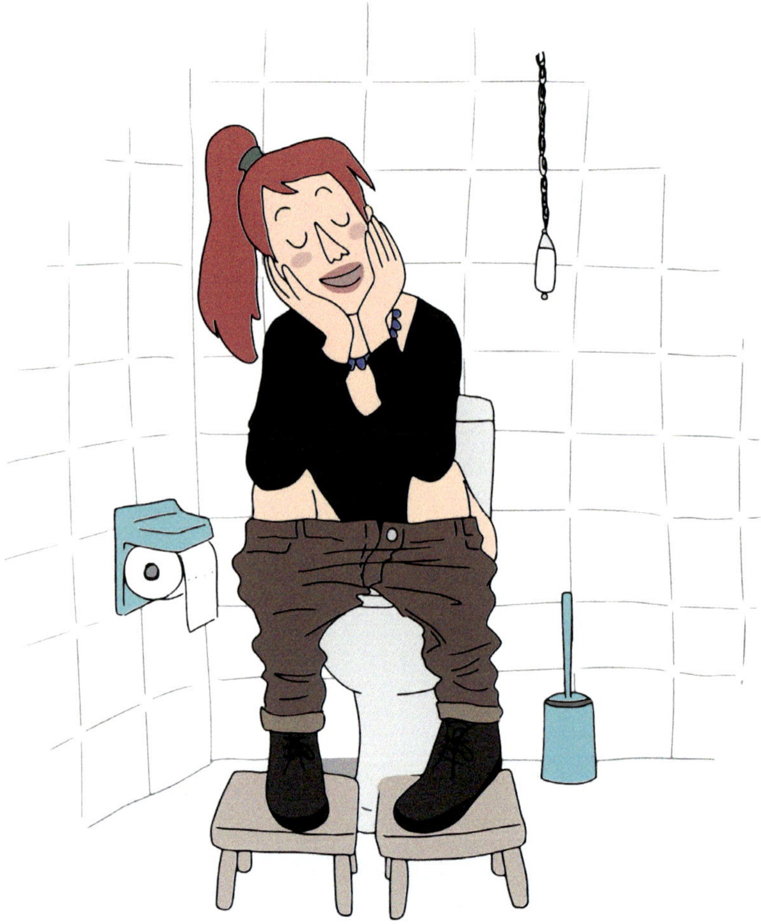

Acoger y satisfacer el reflejo siempre que sea posible.
Me doy tiempo con paciencia.

Utilizo los apoyos necesarios. Si es posible, me siento cómodamente con dos pequeños taburetes bajo los pies para elevar las rodillas; ¡procuro no empujar!

Pero si fuera necesario, empujo brevemente y de forma respetuosa; puedo ayudarme llevando la atención al ano que se estira, se relaja, se abre.

DEFECAR

¡El momento fugaz!

1 Reconocer el estímulo de la defecación

¿Consigo identificar «el maravilloso reflejo» del recto cuando me avisa de que quiere vaciarse? ¿Cuánto tiempo transcurre antes de que le preste atención?

2 Aprender el mecanismo fisiológico de la defecación

- Satisfacer, no posponer el estímulo.
- Darse tiempo, ¡sin prisas!
- Relajar, procurando no empujar.
- Relajar la boca (mandíbula y labios).
- Buscar y adoptar una posición facilitadora, la más fisiológica posible en el momento, aprovechando el soporte del suelo o del taburete.
- Suspirar, exhalar, respirar; ¿estoy en apnea?

Puedo reconocer y honrar la capacidad del recto

«¡El recto sabe hacerlo solo!».

PROPUESTAS

Busco la posición más fisiológica posible para mí en ese momento, adoptando ciertas precauciones.

- Suspiro, incluso emitiendo sonidos, con la boca semiabierta.
- Relajo en lugar de empujar, de contraer o de llevar presión hacia abajo.
- Utilizo apoyos (taburetes…).
- Puedo balancearme ligeramente hacia delante y hacia atrás.

LOS TRES MAGNÍFICOS

1. Comer sano: verduras y fibras en buena cantidad y buena calidad
2. Beber adecuadamente
3. Moverse

SENTIRSE... ¡BAJO PRESIÓN! 11A

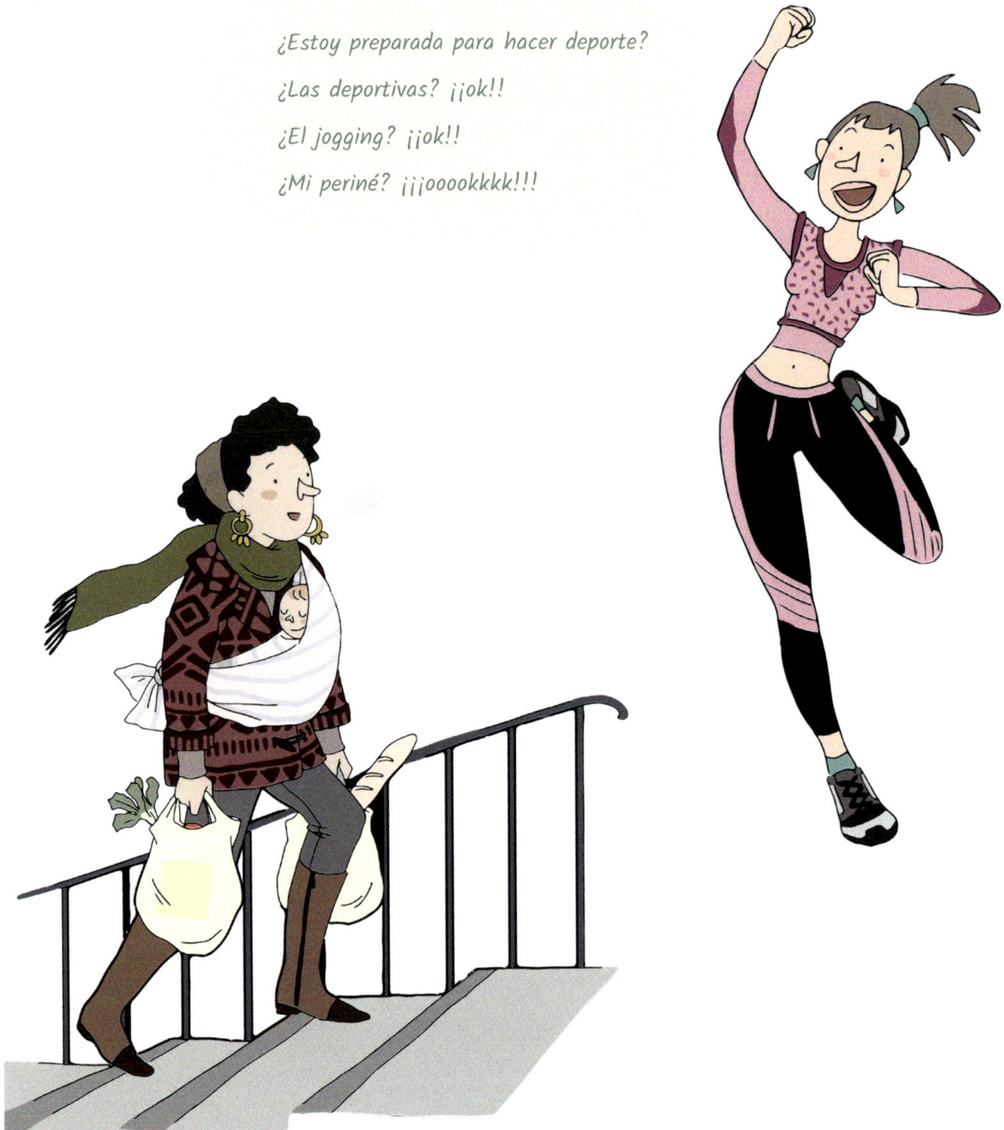
¿Estoy preparada para hacer deporte?
¿Las deportivas? ¡¡ok!!
¿El jogging? ¡¡ok!!
¿Mi periné? ¡¡¡ooookkkk!!!

¿Mi periné está presente o está de vacaciones?

¡DESPERTAR, ACTIVAR EL PERINÉ ANTES Y DURANTE EL MOMENTO DEL ESFUERZO!

SENTIRSE... ¡BAJO PRESIÓN!

11B

Es importante que el periné se active (se contraiga) antes de recibir una presión adicional, repentina, ¡y a veces muy elevada! ¡Y que permanezca activo (contraído) durante el momento del esfuerzo recordando que un periné sano reacciona automáticamente sin necesidad de pensar en ello!

En los siguientes casos, la presión que le llega al periné y a las tres vísceras (vejiga, matriz y recto) se vuelve particularmente intensa:

- Caminar deprisa, impacto en el suelo, correr.
- Levantar pesos: la compra, niños, ancianos…
- Empujar: carrito de la compra, cochecito…
- Miccionar y defecar.
- Subir escaleras, tal vez con la bolsa de la compra y el bebé en brazos.
- En el gimnasio: saltos, abdominales, pesas…
- Hablar en voz muy alta, gritar, cantar, silbar, soplar, toser, reír, estornudar.

En estos casos, mi periné
¿se «despierta» de forma rápida y efectiva?
¿Se «despierta» conscientemente, alegremente?
¿O quizás se encuentra «de vacaciones»?
¡Qué bueno poder darme cuenta!

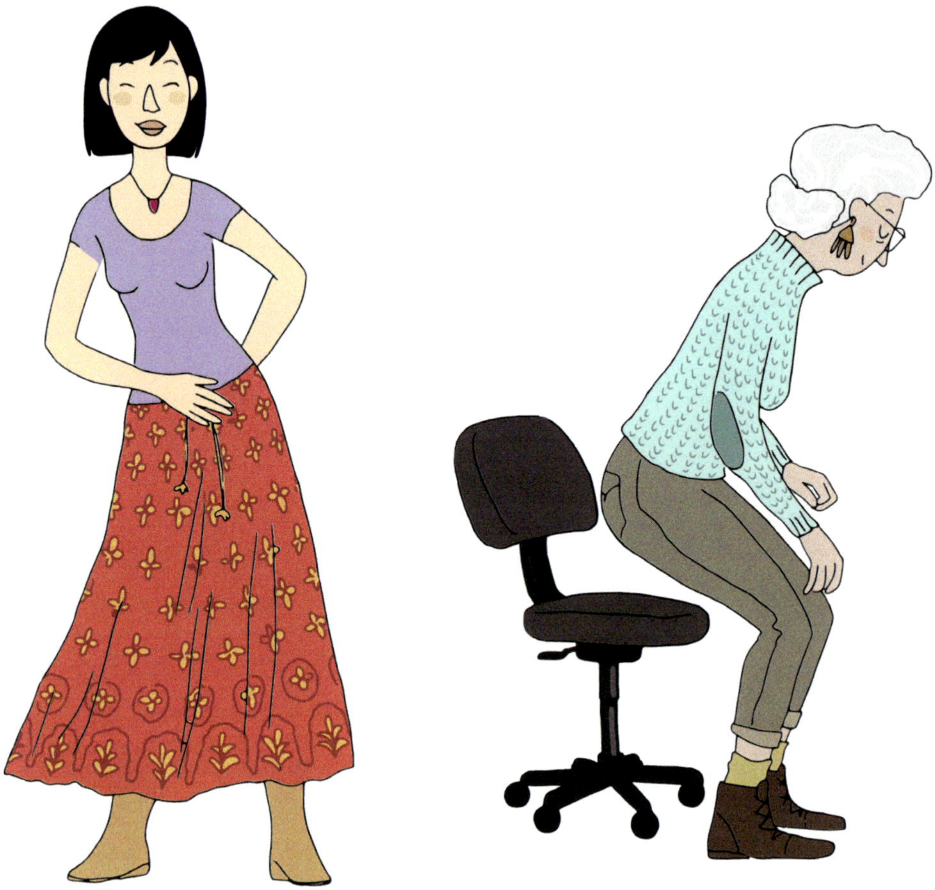

¿Me permito cambiar de vez en cuando
de posición para movilizar las articulaciones?

Me permito hacer pausas en el trabajo, suspiros y movimientos.

Si trabajo sobre todo sentada, puede ayudarme:

1 Sentir el contacto de los pies con el soporte del suelo.

2 Sentir el apoyo de los isquiones sobre la silla.

3 Bajar los omóplatos y dejarlos descansar.

4 Sentir el espacio entre un isquion y el otro.

5 Percibir cuánto espacio hay en el interior de la boca.

6 Sentarse sobre un disco hinchable («la lenteja») para facilitar la movilidad y la columna.

Propuestas en posición sentada:

- Desperezo el cuerpo, estirándome como lo haría un gato.
- Dejo que mi columna se mueva con ondulación como la llama de una vela.
- Despierto, activo, recojo mi periné antes y mientras me levanto de la silla.

Si trabajo de pie, puede ayudarme:

1 Ampliar la base entre mis dos pies y aflojar las rodillas.

2 Mantener la pelvis libre y móvil, como si bailara la salsa.

3 Buscar alguna asimetría como, por ejemplo, apoyar un pie sobre un pequeño taburete e ir alternando los dos pies.

Propuestas en posición de pie:

- Muevo la pelvis a partir de las caderas, como si el movimiento se iniciara en mi periné.
- Siento cómo participan los glúteos y la parte baja del abdomen, y vuelvo a relajar todo mientras la columna ondula como la llama de una vela.
- Suspiro e imagino que los suspiros llegan a mi periné, entre un isquion y el otro, entre el pubis y el coxis, en mi triángulo anterior y en mi triángulo posterior.

¿DE VEZ EN CUANDO ME PERMITO CAMBIAR DE POSICIÓN PARA MOVER LAS ARTICULACIONES?

¡ESPIRO! ¡INSPIRO!

Los dos diafragmas pueden jugar entre ellos

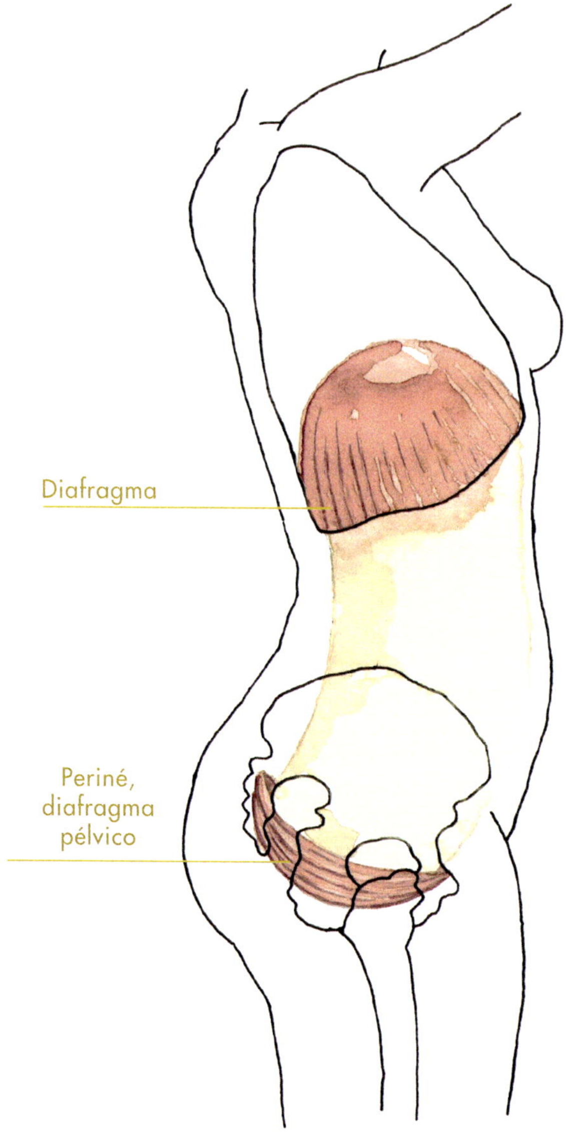

¡LA RESPIRACIÓN PUEDE MASAJEAR MI PERINÉ!

Jugar con las diversas combinaciones.

Respirar, en lugar de vivir en apnea.

¡ESPIRO! ¡INSPIRO!

Los dos diafragmas pueden jugar entre ellos

Durante el movimiento de la espiración (exhalación), el diafragma se relaja y es atraído hacia arriba por el tejido elástico de los pulmones, mientras que durante el movimiento de la inspiración se contrae y baja. Los movimientos de activación y relajación del periné pueden ir en la misma dirección que el movimiento del diafragma o en dirección opuesta.

El diafragma y el periné pueden jugar juntos con una gran variedad de coordinaciones.

- Exhalar/suspirar activando el periné.
- Exhalar relajando el periné.
- Inspirar activando el periné.
- Inspirar relajando el periné.

¡Cuántas combinaciones! ¡Cuántas posibilidades!

La respiración puede llegar a ser una gran aliada en nuestra vida... ¡Y AÚN MÁS CON EL PERINÉ!

- ¿Estoy respirando en este momento? ¿Cómo es mi respiración?
- ¿Me doy cuenta de si en este momento estoy cambiando algo en mi respiración?
- ¿Puedo darme cuenta de si la respiración se adapta a mis movimientos?
- ¿Puedo integrar estas experiencias en la vida cotidiana jugando con la respiración y el periné en las diferentes combinaciones?

¡Sabiendo que siempre puedo cambiar de hábitos para experimentar nuevas posibilidades!

¡RESPIRAR, EN LUGAR DE VIVIR EN APNEA, ES UN REGALO PARA EL PERINÉ!

EL PERINÉ, ALIADO DE LOS ABDOMINALES

14A

¡Un trabajo de equipo!

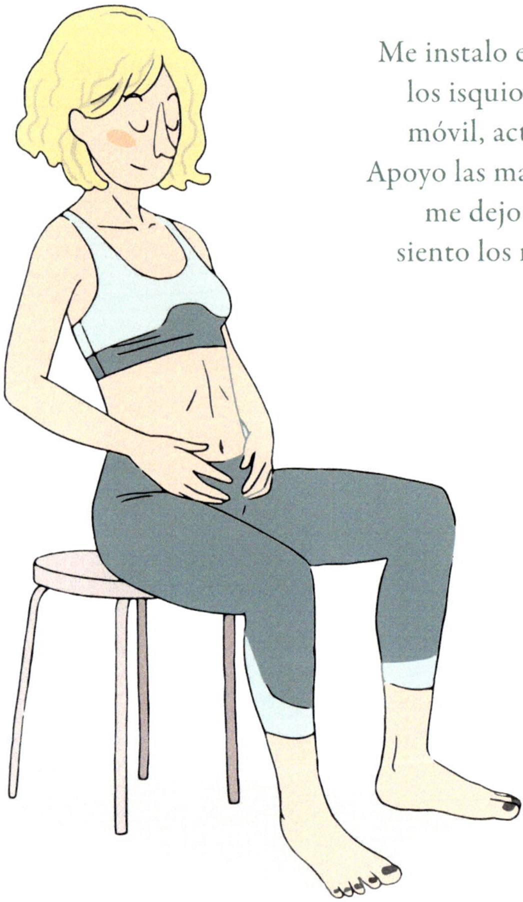

Me instalo en el borde de una silla, sintiendo los isquiones y manteniendo la columna móvil, activa, delicadamente ondulante. Apoyo las manos en la parte baja del abdomen, me dejo caer un poquito hacia atrás y siento los músculos abdominales activarse progresivamente.

¿Y el periné? ¿Estaba despierto cuando los abdominales han empezado a contraerse? ¿Se activa ahora cuando llevo la atención allí? ¿Puedo probar a hacerlo mientras suspiro? ¿Puedo probarlo jugando a desequilibrarme como un péndulo o como el mástil de un barco?

Tengo toda la vida por delante para experimentar esa fantástica coordinación progresiva del periné con los abdominales (coordinación abdoperineal ascendente).

EL PERINÉ, ALIADO DE LOS ABDOMINALES

¡Un trabajo de equipo!

14B

¿Qué son los abdominales?

Son un conjunto de músculos situados en un lugar estratégico del cuerpo, entre la caja torácica, la pelvis y la columna. Los músculos abdominales están dispuestos a cada lado del cuerpo, unos encima de otros, como capas de hojaldre: los más profundos son los músculos transversos del abdomen; siguiendo hacia el exterior, encontramos los músculos oblicuos menores, los músculos oblicuos mayores y, finalmente, los más superficiales y anteriores, los músculos rectos anteriores del abdomen. Toman diferentes direcciones y están unidos y envueltos por una gran cantidad de tejido aponeurótico o fascial.

¿Dónde viven y qué hacen?

Los cuatro en su conjunto unen la caja torácica con la pelvis por delante, por los lados y por atrás, llegando hasta la columna vertebral. Sus funciones son: estabilizar el tronco, moverlo en una gran variedad de acciones y direcciones, circundar, arropar y proteger las vísceras del abdomen, como una faja natural.

¿Qué relación tienen con el periné?

Los músculos abdominales dan contención a una parte de las vísceras que viven en el interior de la pelvis mayor, sobre todo a los intestinos, que a la vez están envueltos por la membrana serosa del peritoneo. Esta membrana serosa se adhiere sobre la vejiga, la matriz y el recto. Cuando los abdominales se activan y se contraen, provocan un juego de presiones sobre las vísceras y sobre la musculatura del periné.

¿Cuándo se activan los músculos abdominales?

Cuando tosemos, estornudamos o vomitamos. Cuando hacemos ejercicios abdominales. Cuando reímos, gritamos o cantamos. Cuando hinchamos un globo o soplamos las velas de nuestro cumpleaños. En nuestros momentos de vida cotidiana, como caminar, correr, saltar.

¿Cómo responde el periné cuando se activan los abdominales?

El periné despierto, cuando siente que le llega presión, sea desde los abdominales o por otras presiones, reacciona contrayéndose. Cuanto más despierto, relajado y elástico esté, más rápido reaccionará a dichas presiones, protegiéndose. Juntos hacen un buen equipo.

El periné puede llegar a ser «el director de orquesta» de ese trabajo. Nos conviene una eficaz coordinación, alianza y colaboración entre los abdominales y la musculatura del suelo pélvico o periné.

D.A.P. (DESCOMPRESIÓN ABDOPERINEAL)

¡Un poco de ligereza!

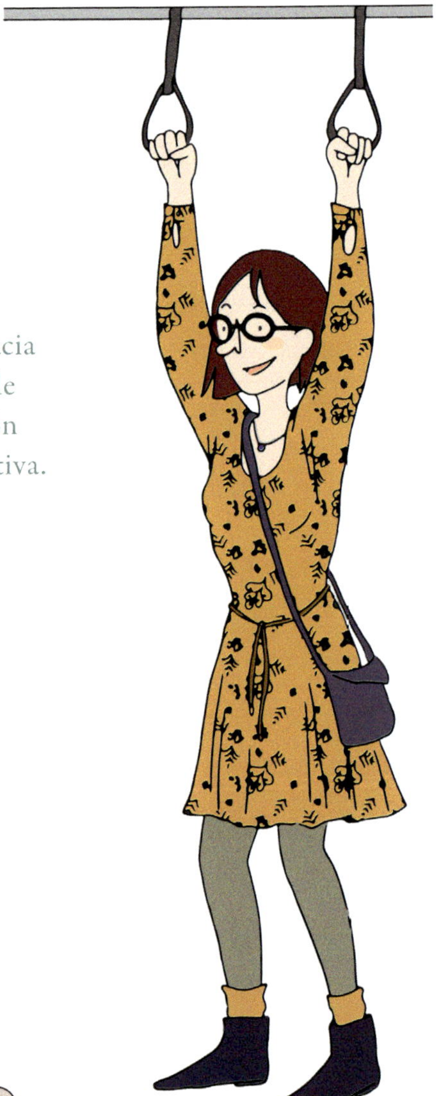

En autobús o en el metro, subo los brazos hacia arriba como si me suspendiera de la rama de un árbol... Intento hacer una descompresión abdoperineal usando los asideros: ligereza activa.

¡Descompresión
con la gravedad como aliada!

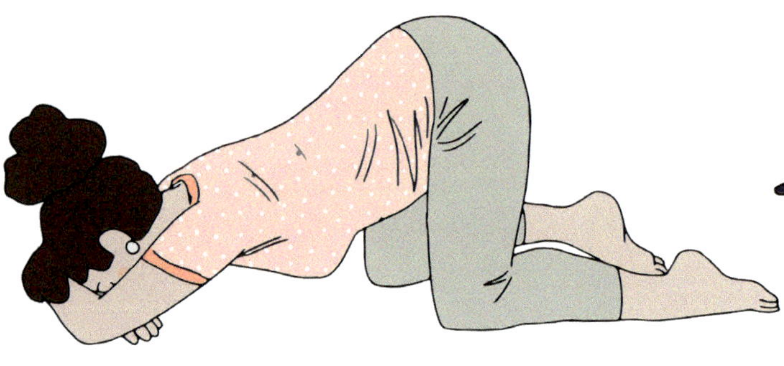

A veces me permito instalarme en la posición de declive.
¡LIGEREZA Y DESCANSO!

D.A.P. (DESCOMPRESIÓN ABDOPERINEAL) 15B

¡Un poco de ligereza!

Esta propuesta nos permite crear espacio en el interior de la caja torácica, el abdomen y la pelvis, y reducir una parte de la presión que le llega al periné.

El diafragma, durante la espiración, es atraído hacia arriba, al interior de la caja torácica; y al mismo tiempo, el trabajo activo (contracción) de los músculos inspiradores costales mantiene abiertas las costillas voluntariamente. Gracias a este movimiento, el diafragma, a través de las membranas serosas (un sistema natural de adherencias), se lleva consigo las vísceras del abdomen, de la pelvis y el periné hacia el interior de la caja torácica ¡efecto *lifting*!

La **D.A.P.** combina:

- El movimiento fisiológico del diafragma durante la espiración.
- Mantener voluntariamente abierta la caja torácica durante la espiración.
- La activación de los músculos posturales con las diferentes posiciones del tronco, de las piernas y de los brazos para aumentar el efecto *lifting* y para «aligerar» la presión sobre el periné (como eventualmente se experimenta en las sesiones).

Recordatorio

1. Los pies apoyados en el suelo (de pie o sentadas). ¿Puedo sentir el enraizamiento y el soporte del suelo?
2. Movilizar la caja torácica, con movimientos libres y espontáneos del cuerpo, pequeñas percusiones, una ligera presión en el tórax con las manos y en espiración.
3. ¿Puedo reconocer que la caja torácica es una ESTRUCTURA MÓVIL y FLEXIBLE? Jugar con las diferentes coordinaciones entre inspiraciones y espiraciones costales y movimientos de brazos para sentir el espacio entre la caja torácica y la pelvis, manteniendo el enraizamiento en el suelo:

- Levantar los brazos durante la inspiración y bajarlos en espiración.
- Levantar los brazos durante la espiración y bajarlos en inspiración.
- Levantar los brazos por encima de la cabeza en inspiración, permaneciendo con los brazos en alto durante la exhalación (como si quisiera permanecer agarrada a una rama o al asidero del autobús), y mantener la caja torácica abierta durante toda la exhalación.

¿Puedo sentir la acción y el estiramiento
de todos los tejidos involucrados, incluido el periné?

Nota: La D.A.P con todas sus variantes es una técnica que se estudia y profundiza en la Formación Profesional Periné, Integración y Movimiento®.

VESTUARIO

¡Moda en libertad para un periné feliz!

16B

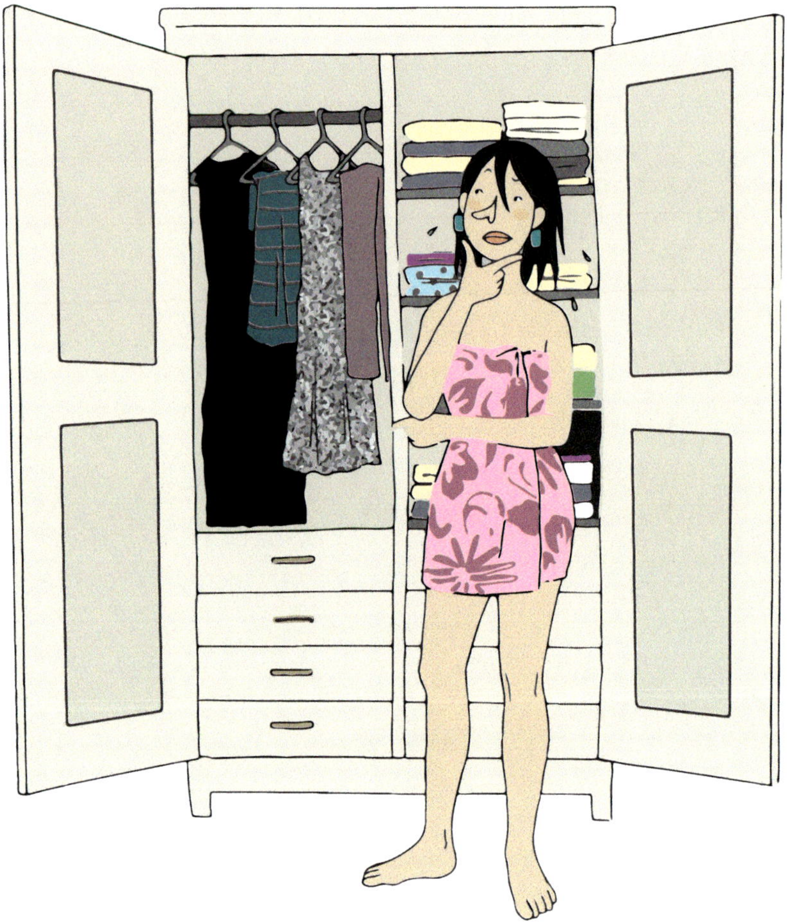

Vestidos y cinturones muy estrechos, tacones muy altos...
¡GENERAN MUCHA PRESIÓN EN MI PERINÉ!

Dejo el cuerpo en libertad, sin constricciones,
al menos en casa y durante el descanso.

VESTUARIO

¡Moda en libertad para un periné feliz!

Es importante estar atentas a:

- La ropa muy apretada en la cintura y en las caderas (pantalones, medias, cinturones, ropa interior…) y algunos modelos de sujetadores que comprimen la caja torácica y el abdomen, no nos dejan respirar cómodamente y aumentan la presión sobre el periné.
- Las bragas tipo tanga no son «amigas» de los genitales externos, porque el roce constante del tejido muy reducido puede causar irritación.
- Los tacones altos alteran la posición fisiológica del apoyo del pie, de la columna vertebral y la pelvis, desplazando todo su peso hacia delante, hacia el triángulo anterior del periné (diafragma urogenital).

Este tipo de ropa hace más difícil la respiración y genera más presión y peso en el periné, ¡y eso durante muchas horas al día!

Por todo ello y para un periné feliz:

- ¿Puedo sentir los efectos en el cuerpo de la ropa que llevo puesta ahora mismo?
- ¿Ejercen presión en alguna parte?
- ¿Me permiten moverme libremente o me siento oprimida?

PROPUESTAS

- ¡Experimentar una moda más respetuosa para el cuerpo, la respiración y el propio periné! Cómoda, suave, sin constricciones, descubriendo otras maneras de vivir la propia feminidad.
- Tratar de liberar el cuerpo de tejidos que lo compriman, por lo menos en casa y durante el descanso.
- Restaurar la posición fisiológica, caminando de vez en cuando descalza o con zapatos planos.
- Experimentar el estiramiento de la musculatura posterior del cuerpo con la cinta (como eventualmente se propone durante las sesiones PIyM®).

¡SABOREANDO UN FRUTO!

Visualización: despertar sensorial de la vagina, jugando con la imaginación

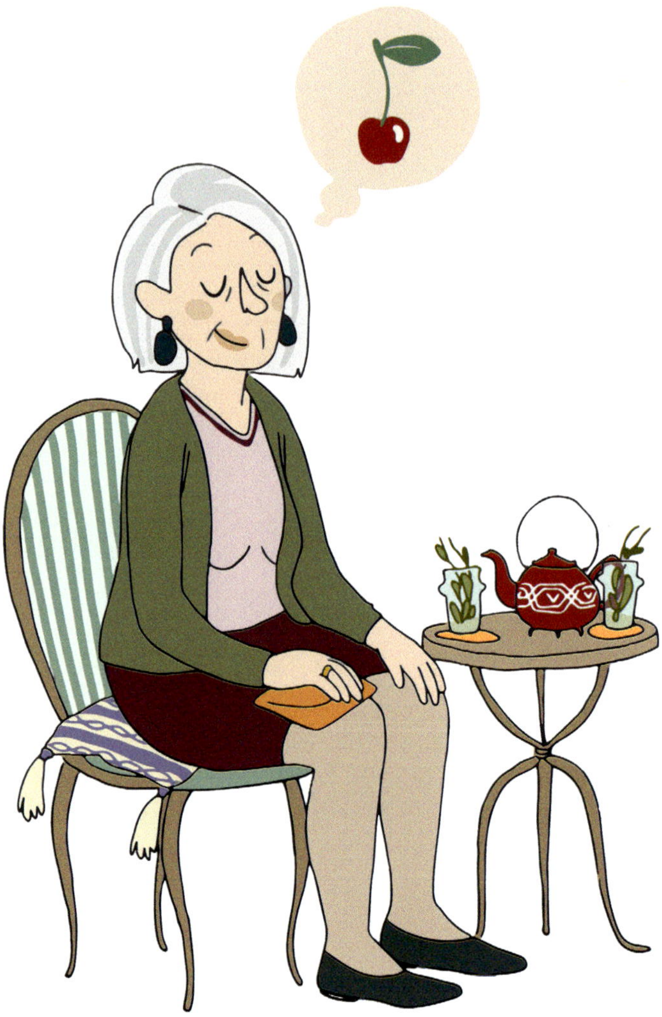

De vez en cuando, imagino que estoy «comiendo» mi fruto preferido con la vagina.

... ¿Y EL HUESITO?

¡SABOREANDO UN FRUTO!

17B

Visualización: despertar sensorial de la vagina, jugando con la imaginación

La propuesta es una visualización, entre las que ofrece el método PIyM®, con el objetivo de imaginar la musculatura de toda esta zona para poder mantener una buena lubrificación y troficidad (nutrición) de los tejidos de todo el canal vaginal.

Se puede empezar haciéndolo en un lugar tranquilo, sentadas cómodamente, y más tarde es algo que podréis hacer en cualquier lugar y momento del día.

Despertar sensorial de la vagina

1 Sentada sobre una silla, con los pies bien apoyados en el suelo. ¿Puedo sentir el enraizamiento y el soporte del suelo?

2 Para sentir esta zona del periné, puede ser útil colocar una pequeña toalla doblada entre el pubis y el coxis (retirándola cuando sea suficiente). ¿Puedo sentir dónde se apoya el peso del cuerpo?

3 Llevar la atención al espacio entre un isquion y el otro, y entre el pubis y el coxis, permitiendo suspiros, bostezos y pequeños movimientos. ¿Siento el contacto de los isquiones en la silla?

4 Localizar la vagina en el espacio del triángulo anterior: pubis-isquion-isquion. ¿Puedo reconocer el espacio que ocupa? ¿Su dirección y su orientación?

5 Visualizar una fruta pequeña (una cereza, un arándano, una pequeña ciruela u otra fruta al gusto…) colocada encima de la silla delante de la vulva. ¿Puedo imaginar que la toco suavemente con los labios externos sin tomarla? ¿Ahora puedo imaginar que la tomo con los labios externos sujetándola por un momento antes de colocarla de nuevo sobre la silla mientras me permito suspirar?

6 Imaginar que la pequeña fruta se puede recoger con los labios externos y subirla delicadamente por el canal de la vagina; después, llevarla a los labios internos y de ahí al canal vaginal. ¿Ahora puedo imaginar que juego con la fruta, llevándola de una pared a la otra, para despertar con la imaginación los músculos circulares y longitudinales de la vagina?

7 Cuando sea suficiente, ¿puedo imaginar que la voy soltando y dejo la pequeña fruta (o huesito) sutil y delicadamente sobre la silla con un gran suspiro?

¡Los suspiros pueden acompañar suavemente a toda la visualización!

RELAJAR EL PERINÉ

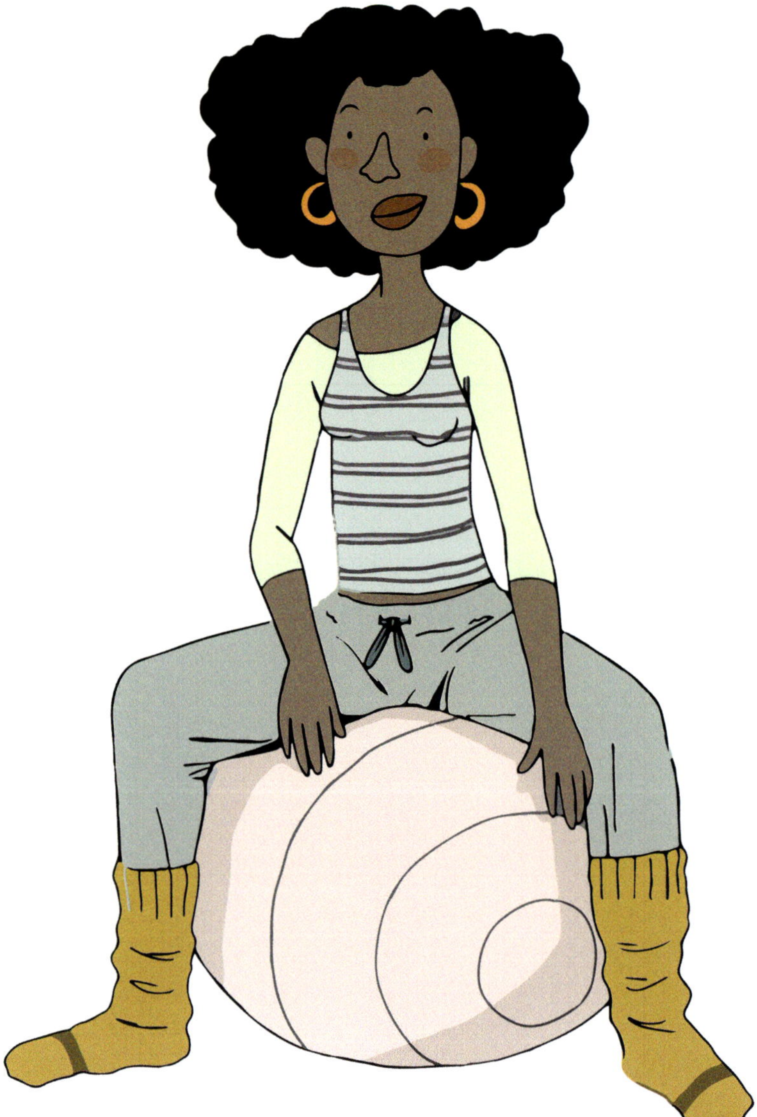

Puedo aflojarlo, ensancharlo suavemente (sin empujarlo), crear espacio, soltarlo, descansar... descansar quizás un poquito más...

RELAJAR EL PERINÉ

18B

El periné, al igual que el resto de músculos del cuerpo, participa y se adapta de una manera espontánea y fisiológica a todos los movimientos que hacemos en la vida cotidiana.

Diariamente, el periné reúne las cualidades de tono, relajación, resistencia, activación/contracción, contención, elongación…, alternándolos en función de las necesidades y las acciones del cuerpo. Todo ello ocurre de manera inconsciente porque el periné también participa como músculo postural.

Habitualmente, ¿siento mi periné tónico, hipertónico, contraído, relajado, incontinente? ¿Qué necesita realmente mi periné en este momento? ¿Tal vez necesita más relajación? ¿O tal vez estar más despierto, más tónico? ¿Siento que es capaz de adaptarse espontáneamente y de manera fisiológica a los movimientos y a las acciones cotidianas? ¿Es reactivo? ¿Siento si tengo que cambiar algunos de mis hábitos?

RELAJAR ES:

Aflojarse, ensancharse suavemente (sin empujar ni apretar), crear espacio, soltar, descansar… descansar quizás un poquito más…

RELAJAR ¿CUÁNDO?

- Durante la micción y la defecación.
- Cuando siento la necesidad.
- Cuando no es necesario activarlo.
- Antes y después de una activación voluntaria.
- En algunos momentos de las relaciones sexuales.
- Durante el descanso (no sólo nocturno).
- Durante los exámenes vaginales internos.
- Durante el nacimiento del bebé.

¡Todos estos comportamientos conducen a una nueva conciencia y a un cambio de hábitos!

ACTIVAR EL PERINÉ

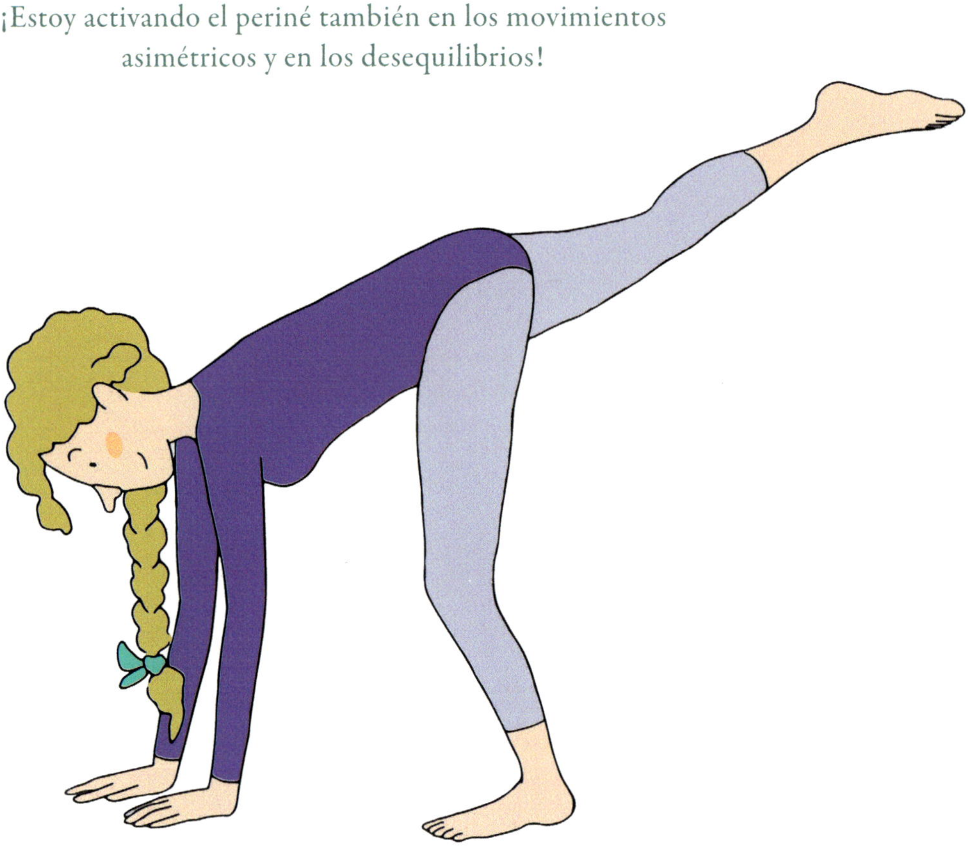
¡Estoy activando el periné también en los movimientos asimétricos y en los desequilibrios!

Para el **periné superficial**, movimientos más sutiles, delicados y breves, como acercar (isquion-isquion, pubis-coxis), arrugar, ondular.

Para el **periné profundo**, movimientos más intensos, largos y profundos, como subir desde el interior, llevarlo hacia arriba y hacia delante (hacia el pubis), contraer.

ACTIVAR EL PERINÉ

El periné, al igual que el resto de músculos del cuerpo, participa y se adapta de una manera espontánea y fisiológica a todos los movimientos que hacemos en la vida cotidiana. Diariamente, el periné reúne las cualidades de tono, relajación, resistencia, activación/contracción, contención, elongación…, alternándolos en función de las necesidades y las acciones del cuerpo. Todo ello ocurre de manera inconsciente porque el periné también participa como músculo postural.

Habitualmente, ¿siento mi periné tónico, hipertónico, contraído, relajado, incontinente? ¿Qué necesita realmente mi periné en este momento? ¿Tal vez necesita más relajación? ¿O tal vez estar más despierto, más tónico? ¿Siento que es capaz de adaptarse espontáneamente y de manera fisiológica a los movimientos y a las acciones cotidianas? ¿Es reactivo? ¿Siento si tengo que cambiar algunos de mis hábitos?

ACTIVAR ES

- Para el periné superficial: acercar (isquion-isquion, pubis-coxis), arrugar, ondular; quizás sólo imaginar los movimientos como si fueran las alas de una mariposa (cualidad sutil, delicada y breve de los movimientos), sobre todo en el triángulo anterior del periné (diafragma urogenital).

- Para el periné profundo: subirlo desde el interior, llevarlo hacia arriba y hacia delante (hacia el pubis), contraerlo (cualidad más intensa, más larga, más profunda de los movimientos) a partir del triángulo posterior del periné.

ACTIVAR ¿CUÁNDO?

- Voluntariamente (antes y durante: levantar un peso, levantarse de la cama o de una silla, del sofá, del inodoro…, cambiar de posición, subir y bajar las escaleras, agacharse, toser, estornudar, gritar, cantar, reír, correr, llevar al niño en brazos, saltar, ejercitar los músculos abdominales…).
- Cuando sea necesario (por ejemplo, cuando realizo un movimiento inestable o asimétrico).
- Cuando siento la necesidad.
- Durante la espiración forzada.
- En algunos momentos de las relaciones sexuales (de forma espontánea eventualmente durante el orgasmo).
- Muy especialmente después del parto y en la menopausia.

¡Todos estos comportamientos conducen a una nueva conciencia y a un cambio de hábitos!

Acerca de las autoras

NÚRIA VIVES

Pedagoga especializada en anatomía aplicada al movimiento y Sensory Awaraness. Coautora del libro *Parir en movimiento*. Cocreadora y docente de la formación profesional Periné, Integración y Movimiento® en España, Italia y Latinoamérica.

www.perineintegracionymovimiento.com

PIERA MAGHELLA

Educadora perinatal, IBCLC, profesora acreditada y tutora en la formación profesional del método *Periné, Integración y Movimiento*® en Italia. Fundadora del centro de estudios MIPA en 1985. Autora de numerosas publicaciones sobre el nacimiento.

www.mipaonline.com

LAURA VERGANI

Educadora perinatal, especializada en trabajo acuático del acompañamiento al nacimiento, profesora acreditada y tutora en el método *Periné, Integración y Movimiento*® en Italia.

Puede consultar nuestro catálogo en www.obstare.com

CUADERNO PARA UN PERINÉ DESPIERTO Y RELAJADO
Núria Vives - Piera Maghella - Laura Vergani

1.ª edición: noviembre de 2021

Diseño de cubierta: *Enrique Iborra*
Maquetación: *Carol Briceño*
Ilustraciones: *Bruna Valls y Lluís Bruguera*

Edita: OB STARE, S. L. U.
www.obstare.com | obstare@obstare.com

ISBN: 978-84-949827-1-2
Depósito Legal: TF 601-2021

Impreso en ANMAN, Gràfiques del Vallès, S. L.
c/ Llobateres, 16-18, Tallers 7 - Nau 10. Polígono Industrial Santiga.
08210 - Barberà del Vallès - Barcelona

Printed in Spain